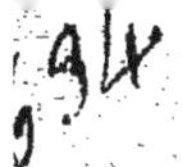

DU MODE DE PRODUCTION

DU

TINTEMENT MÉTALLIQUE, DU SOUFFLE AMPHORIQUE,

ET DE

QUELQUES AUTRES PHÉNOMÈNES ENCORE MAL CONNUS DU PNEUMO-THORAX,

Par M. le docteur ALPH. MILCENT.

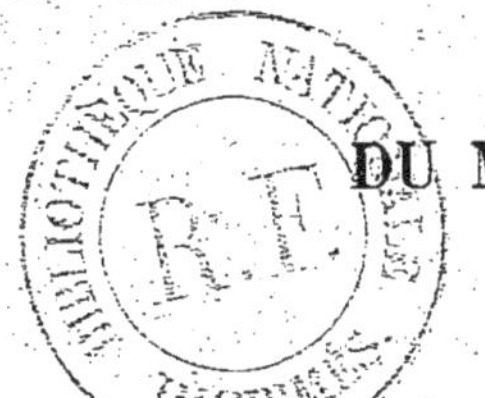

Un grand nombre d'explications ont été données du tintement métallique et du souffle amphorique ; mais il est facile de s'apercevoir que la plupart d'entre elles, que celles mêmes qui sont le plus accréditées ne peuvent supporter un examen sérieux. Adoptées presque toutes avec une certaine légèreté, fondées sur quelques comparaisons inexactes, elles sont insuffisantes, contradictoires, contraires en plusieurs points aux lois de la physique, en opposition avec les faits. Enfin, elles supposent l'existence de conditions pathologiques qui n'existent pas, et en omettent d'autres qui sont indispensables. C'est du moins ce que nous nous proposons de démontrer dans la première partie de ce travail.

Nous proposerons ensuite une théorie nouvelle qui nous paraît incontestablement supérieure à toutes celles qui l'ont précédée. Cette théorie date déjà de quelques années ; émise par un médecin distingué de Vienne (le docteur Skoda, médecin en chef de l'hôpital de cette ville), elle est encore à peu près inconnue en France, bien que MM. Barth et Roger en aient exposé l'idée principale dans leur *Manuel d'auscultation*. Reprise et développée récemment dans une fort bonne thèse, de M. le docteur Marais (Paris, 1847), quoique l'auteur ne connût l'ouvrage allemand que par la courte citation dont nous venons de parler, c'est cette théorie qui n'a trouvé jusqu'ici qu'un défenseur, que nous nous proposons de faire mieux connaître, en l'appuyant sur de nouveaux arguments et de nouveaux faits.

Nous terminerons ce travail par les conséquences qui en découlent naturellement, sous le rapport pratique ; nous verrons, en effet, qu'il est nécessaire de modifier les idées généralement reçues sur la valeur séméiologique de quelques-uns des phénomènes physiques du pneumothorax, et peut-être aussi sur la nature du traitement qu'il convient d'opposer à cette affection.

I. — EXAMEN DES THÉORIES.

Théorie de Laennec. — La première et la principale théorie que nous trouvions dans la science, celle dont toutes les autres ne sont guère que des variantes, est la théorie de Laënnec. Qu'il nous soit permis d'en faire la critique, sans manquer de respect à cette mémoire illustre à laquelle tant de découvertes et d'admirables travaux n'ont cependant pas donné une autorité infaillible.

Laënnec admet d'une part que « le tintement métallique dépend *toujours* de la résonnance de l'air agité par la respiration, la toux ou la voix, à la surface d'un liquide qui partage avec lui la capacité d'une cavité contre nature, formée dans la poitrine…. Pour que le pneumothorax, joint à l'empyème ou à l'hydropisie de la plèvre, donne lieu au tintement métallique, il est *nécessaire*, en outre, que *la plèvre communique avec les bronches au moyen d'un conduit fistuleux.* » (Laënnec, 4ᵉ édit., t. I, p. 138.)

Telle est en résumé la théorie de Laënnec, celle qu'il pose d'une manière générale ; mais ce n'est pas la seule qu'il ait admise : en effet, après avoir dit que le tintement métallique dépend *toujours* de la résonnance de l'air agité, etc.,…. et qu'il est *nécessaire* que la plèvre communique avec les bronches par un conduit fistuleux, Laënnec est obligé de reconnaître que les choses ne se passent pas toujours ainsi ; que, « si le tintement métallique ne se fait *presque jamais* entendre dans l'hydropneumo-thorax simple, c'est-à-dire sans communication avec les bronches, » ce phénomène s'observe cependant quelquefois ; de sorte que la première hypothèse se trouvant en contradiction, au moins dans les termes, avec cette nouvelle catégorie de faits, il est obligé de recourir à une autre théorie. « Pour qu'il (le tintement métallique) se manifeste en ce cas, dit-il, *il faut* que le malade venant à se relever brusquement dans son lit, une goutte de liquide restée à la paroi supérieure de la poitrine, se détache et tombe au fond. On entend alors un bruit semblable à celui d'une goutte d'eau qu'on laisserait tomber dans une carafe aux trois quarts vide, et ce bruit est immédiatement suivi d'un tintement métallique évident. » (*Ibid.*, t. II, p. 648).

Ce n'est pas tout, et voici une troisième manière d'expliquer le tintement métallique, admise par Laënnec. Dans un cas d'opération d'empyème, aucune communication n'existant entre les bronches et la cavité de la plèvre, « à chaque parole que prononçait le malade, le tintement métallique, proprement dit, se faisait entendre distinctement………
……… Il est à remarquer qu'il n'y avait aucune communication fistu-

leuse entre la plèvre et les bronches ; que l'air ne pénétrait dans la poitrine que par la plaie, et que, par conséquent, le tintement métallique était déterminé seulement par les vibrations qu'imprimait à cette masse d'air, la résonnance de la voix dans le poumon, qui cependant était fortement comprimé sur le médiastin et maintenu dans cette position par une fausse membrane déjà très-consistante. » (*Ibid.*, t. I, p. 142.)

Nous appelons l'attention sur cette dernière opinion de Laënnec, qu'il n'a émise que pour expliquer un cas particulier, et qui généralement a passé inaperçue. Elle n'est autre, pour le dire par avance, que celle dans l'intérêt de laquelle nous avons entrepris ce travail.

Nous ferons voir bientôt que cette dernière manière de voir, qui ne pouvait échapper complétement à l'intelligence de Laënnec, est la seule qui puisse rendre compte de tous les faits.

Qu'il nous suffise, pour le moment, d'avoir constaté que Laënnec a émis trois hypothèses distinctes.

Ces trois explications ne sont pas précisément contradictoires les unes aux autres, bien qu'elles le soient dans les termes où les a posées Laënnec. Elles paraissent même, au premier abord, pouvoir rendre compte de trois catégories différentes de faits ; mais il est à remarquer qu'elles font double emploi. Le mécanisme admis dans la dernière peut suffire dans les deux autres cas ; les seules conditions nécessaires, dans cette hypothèse, pour la production du tintement métallique, c'est-à-dire les vibrations communiquées à la cage sonore représentée par la cavité pleurale distendue, existent dans tous les cas, même quand il y a perforation du feuillet viscéral de la plèvre ; pourquoi donc admettre dans cette dernière circonstance, une autre explication ? Ce qui suffit dans un cas donné, ne suffit-il pas dans un autre ? Quelle raison d'admettre comme nécessaires deux mécanismes de supplément, quand il en existe un qui peut, à lui seul et toujours, expliquer tous les phénomènes en question ?

Examinons maintenant chacune de ces hypothèses en particulier.

Il importe, en effet, de constater maintenant si ces hypothèses rendent compte des faits qu'elles sont censées expliquer, ou si elles ne sont pas en contradiction avec ces faits mêmes.

La première suppose l'existence de trois conditions : existence d'un liquide dans la plèvre, agitation de l'air contenu dans la plèvre à la surface de ce liquide, communication librement ouverte entre la cavité pleurale et les bronches. S'il est démontré que l'une de ces conditions n'existe pas, il sera démontré que l'hypothèse n'est nullement fondée.

Or, la première condition, celle de l'existence d'un liquide dans la cavité pleurale, n'est pas constante. Dans la plupart des cas, sans doute, la cavité pleurale contient une certaine quantité de liquide ; mais, au début du pneumo-thorax, au moment où la perforation vient de se faire, on entend souvent le tintement métallique avant que l'épanchement ait eu le temps de se produire. D'ailleurs, en admettant la production du liquide dans la plèvre avant l'apparition du tintement métallique, comment expliquer ce phénomène dans l'hypothèse de Laënnec, lorsque la fistule est située au-dessous du niveau de ce liquide?

Mais, en supposant même que le liquide existât toujours, l'agitation de l'air à la surface de ce liquide ne suffirait pas pour produire le tintement métallique; tout au plus pourrait-elle produire le bourdonnement amphorique, et encore nous verrons plus loin que le bourdonnement amphorique se produit d'une autre manière.

D'ailleurs, et c'est ici le point capital, cette agitation de l'air de la plèvre suppose une autre condition, celle d'une libre communication entre les bronches et la cavité pleurale. Or, si rien n'est plus généralement admis, rien n'est plus contraire à la vérité. C'est ce qu'il faut se hâter de démontrer.

On doit d'autant plus insister sur ce point que toutes les théories, à l'exception de la théorie allemande, supposent, comme condition première, comme condition indispensable de la production du tintement métallique, la libre communication de la cavité pleurale avec les bronches.

De l'aveu même de Laënnec, il existe des cas où nulle perforation de la plèvre ne s'est faite, et où cependant il a entendu le tintement métallique (*Voy.* t. II, p. 648, et t. Ier, p. 142). Aussi, dans ce cas, admet-il une autre hypothèse, celle de la chute d'une goutte de liquide du haut de la plèvre. Indépendamment des cas cités par Laënnec lui-même, on pourrait rassembler un grand nombre d'observations qui établissent l'existence du tintement métallique et du souffle amphorique en l'absence de toute communication entre les bronches et la cavité pleurale. Mais ce qu'il s'agit de démontrer en ce moment, c'est que, dans les cas mêmes, et ce sont les plus nombreux, où le pneumo-thorax est dû à une perforation, il n'y a pas, comme on le croit trop généralement, communication par l'intermédiaire des divisions bronchiques entre le gaz contenu dans la plèvre et l'air extérieur.

On doit être étonné, au premier abord, de cette assertion, qui est en contradiction avec l'opinion la plus répandue; mais si l'on examine avec soin les conditions dans lesquelles se trouvent la cavité pleurale distendue et le gaz qui s'y trouve contenu, on pourra se convaincre que, quand bien même la communication existerait dans la plupart des cas, elle serait comme si elle n'existait pas.

Comment, en effet, admettre le libre passage de l'air des bronches dans la plèvre, *et vice versâ*, si l'on réfléchit un instant à la compression considérable du gaz contenu dans le sac pleural, à la distension de la poitrine, au refoulement des parties molles circonvoisines, au déplacement du cœur, des médiastins, du diaphragme, du foie, de la rate et de tous les organes adjacents, phénomènes presque constants dans le pneumo-thorax? S'il y avait libre communication, il y aurait équilibre de pression, et s'il y avait équilibre de pression, les déplacements dont nous venons de parler ne se produiraient pas; la poitrine du côté affecté ne serait pas distendue, les espaces intercostaux effacés, les

— 5 —

côtes écartées ; le gaz contenu dans la plèvre ne échappererait pas avec un sifflement marqué, lorsqu'après la mort on vient à faire la ponction du thorax.

Ce sont là des faits incontestables, faciles à constater, que la théorie de Laënnec, que la théorie généralement admise non-seulement ne peut expliquer, mais avec lesquels elle est en flagrante contradiction.

Ce n'est pas tout, elle est en contradiction avec des expériences directes.

M. de Castelnau, « en instituant ses expériences sur le cadavre, après avoir ouvert la cavité pleurale et l'avoir en partie remplie de liquide, pratiqua, au moyen d'un long trois-quarts introduit par les bronches, à travers le tissu pulmonaire, une perforation venant déboucher au-dessous du liquide. Puis il adapta à l'appareil bronchique une seringue remplie d'air dont il fit jouer le piston ; il remarqua que l'eau, suivant la voie qui lui était tracée par les canaux bronchiques, arrivait bien dans la plèvre ; mais qu'au moment où il retirait le piston, la fistule se bouchant d'elle-même par l'affaissement du tissu pulmonaire, le liquide ne rétrocédait point dans le corps de pompe. Pour produire le mouvement alternatif d'expulsion et de retour, il lui fallait introduire son trois-quarts armé d'une longue canule, qu'il laissait à demeure dans l'ouverture artificielle.

« Nous avons renouvelé ces expériences sur le cadavre, dit M. Marais, mais d'une manière un peu différente : après avoir perforé la paroi thoracique et labouré avec notre instrument le tissu pulmonaire, nous avons adapté à l'ouverture pariétale un tube à robinet. Puis, à l'aide d'une seringue chargée d'air, et par des injections successives, nous avons distendu la cavité pleurale, sans que jamais l'air se soit dégagé par l'appareil broncho-trachéal.

« En présence de pareils faits, il nous semble qu'il est difficile de se refuser à admettre que, dans la grande majorité au moins des cas de pneumo-thorax, le mouvement alternatif du gaz de dehors en dedans, et réciproquement de dedans en dehors (1), n'existe pas, et que, si quelques cas font exception à la règle que nous formulons ici, ils doivent être comptés parmi ceux dans lesquels la fistule à bords résistants se trouve creusée dans un tissu pulmonaire induré et incompressible ; mais alors la distension thoracique ne peut jamais être portée bien loin, à cause de la persistance de l'équilibre de tension. » (M. Marais, *Thèse citée*.)

De ce que nous venons de voir, il résulte que, contrairement à l'opinion de Laënnec et de la plupart des auteurs qui se sont occupés de la question, la fistule ne jouerait aucun rôle dans la production du tinte-

____

(1) Bien que les expériences qui précèdent ne paraissent pas démontrer autre chose que l'impossibilité du passage de l'air de la cavité pleurale dans les bronches, la réciproque n'en est pas moins vraie, nous le verrons plus loin, une fois que le pneumo-thorax est bien établi.

ment métallique. Comment, en effet, comprendre autrement la tension permanente et la dilatation de la cavité pleurale dans le pneumo-thorax pendant la vie, le refoulement du médiastin et du diaphragme, la sortie bruyante de l'air comprimé au moment de la perforation de la poitrine après la mort, les expériences directes qui prouvent que le passage de l'air ou d'un liquide est encore possible des bronches dans la cavité pleurale, mais que leur retour ne peut s'effectuer?

Ajoutons, à ce qui vient d'être dit, que si le libre passage de l'air est impossible quand la perforation a été faite artificiellement au moyen d'un trois-quarts, à combien plus forte raison ce passage doit-il être impossible au travers d'une fistule oblique, comme le sont presque toutes celles qu'on observe, et dont l'un des bords fait ordinairement l'office de soupape.

La théorie de Laënnec est non-seulement en contradiction avec les faits, avec les expériences; il y a quelque chose de plus contre elle, il faut le dire, c'est qu'elle ne rend pas compte d'une série de phénomènes secondaires qu'elle devrait expliquer, et qu'explique la théorie que nous ne craignons pas de lui préférer.

La théorie de Laënnec, la théorie généralement admise, n'explique nullement, en effet, pourquoi le tintement métallique et le bourdonnement amphorique, tantôt s'entendent et tantôt ne s'entendent pas;

Pourquoi ils peuvent s'entendre en l'absence de toute perforation;

Pourquoi les phénomènes se produisent, tantôt seuls, tantôt simultanément;

Pourquoi il existe souvent un bruit intermédiaire au souffle amphorique et au tintement métallique, et qu'on désigne sous le nom de bruit argentin, sans trop se rendre compte de sa production;

Pourquoi le souffle amphorique et le tintement métallique sont plus forts quelquefois dans l'expiration que dans l'inspiration;

Pourquoi ils peuvent accompagner indistinctement la respiration, la toux, la voix, les râles et tous les bruits qui se passent dans la poitrine;

Pourquoi il est indifférent, pour qu'ils se produisent, que la fistule t au-dessus ou au-dessous du niveau du liquide épanché.

Sur tous les points, la théorie du libre passage de l'air est muette. Nous verrons il est vrai, un peu plus loin, que les commentateurs de Laënnec ont cherché à réparer ce silence; mais le remède qu'ils ont imaginé est pire que le mal, en ce sens qu'ils n'ont pu parvenir à se rendre compte de quelques-uns des phénomènes énumérés ci-dessus au moyen de leur hypothèse, qu'en ajoutant de nouvelles hypothèses plus gratuites encore et plus contraires aux lois de la physique.

2° La seconde théorie de Laënnec, celle de la chute d'une goutte de liquide, doit-elle être sérieusement discutée; n'a-t-elle pas été imaginée pour rendre compte d'un fait embarrassant? N'est-elle pas une sorte d'aveu de l'insuffisance de la première? Et quand bien même, dans le cas particulier dont il s'agit, on admettrait la possibilité du mécanisme, il ne s'ensuivrait pas qu'en l'absence de toute perforation il n'y eût pas d'autre moyen d'expliquer le tintement métallique. Personne assurément n'oserait dire qu'alors il faut absolument que le malade se lève, se couche ou s'agite, pour produire le phénomène en question. Ce serait tout simplement affirmer une chose contraire à la plus vulgaire observation.

Enfin, les reproches d'insuffisance qui sont si justement adressés à la première hypothèse, s'appliquent avec plus de justesse encore à la seconde.

3° Quand on arrive à l'examen de la troisième théorie de Laënnec, on est forcé de convenir qu'elle échappe aux objections qui ruinent les deux autres.

En effet, nous ne trouvons plus que deux conditions indispensables, et ces conditions existent dans tous les cas possibles : cage sonore, retentissante, pleine d'air ; vibrations transmises à cette cavité retentissante par la voix.

Malheureusement, cette théorie est encore incomplète ; elle ne parle que du retentissement de la voix. Si, comme nous le verrons plus loin à propos de la théorie allemande, elle expliquait le tintement métallique, ainsi que cette dernière, non-seulement par le retentissement de la voix, mais encore par la toux, les râles, les craquements, en un mot par tous les bruits qui peuvent se produire dans le voisinage de la cage sonore, on ne pourrait lui adresser cet unique mais capital reproche.

Enfin, pour tout dire, elle a aussi le tort de n'être qu'une sorte de *pis-aller*, auquel Laënnec n'a recours que pour expliquer encore un cas embarrassant. C'est un trait de lumière, mais dont il n'a pas, il faut l'avouer, tiré un parti suffisant.

Quoi qu'il en soit, nous revendiquons pour l'illustre auteur de l'auscultation médiate, l'honneur d'avoir entrevu le premier la vérité, et d'avoir eu le premier cette idée, que d'autres ont depuis reprise et développée avec succès.

Théories de Dance, de MM. Beau, Tournet, etc., etc. — La première hypothèse de Laënnec a été modifiée par Dance, MM. Beau et Fournet, mais d'une manière qui la rend encore plus inacceptable. Ces auteurs admettent, comme condition nécessaire et indispensable du tintement métallique, l'existence d'une fistule pleuro-bronchique, et de plus il faut, d'après eux, que l'orifice fistulaire soit au-dessous du niveau du liquide contenu dans la plèvre.

De telle sorte que toutes les objections que l'on peut faire à l'hypothèse de Laënnec, s'appliquent à celle de Dance ; et, de plus, cette dernière soulève de nouvelles difficultés.

« Le mécanisme de production du tintement métallique paraît être le suivant : Une certaine quantité d'air s'insinue, pendant l'action de parler, de tousser, de respirer, à travers la fistule pleuro-bronchique, et vient bouillonner à la surface du liquide contenu dans la plèvre, en formant des bulles plus ou moins volumineuses qui viennent crever à la superficie du liquide, ébranlent le fluide élastique contenu dans la plèvre, et lui donnent le caractère d'une résonnance propre au tintement métallique. » (Dance).

« Cette opinion a été victorieusement réfutée par M. de Castelnau. Partant de ce fait incontestable, que les gaz peuvent transmettre la pression dont ils sont animés sans jamais pénétrer ni se dégager sous forme de bulles, à travers un liquide à la surface duquel ils sont placés, cet auteur établit, contrairement à la théorie de Dance, qu'alors que la fistule est ouverte au-dessous du niveau de l'épanchement, le fluide aériforme, contenu dans la plèvre, prend bientôt une tension suffisante pour faire équilibre à la pression atmosphérique, s'opposer au retour dans cette cavité du liquide qui déborde dans les tuyaux bronchiques (1).

Et partant à l'arrivée de nouvelles bulles gazeuses dont l'éclatement viendrait donner naissance au tintement métallique. « (M. Marais, *Th. c.*, page 29.)

Supposé, ce qui n'existe pas réellement, que le liquide de la plèvre communique librement avec les bronches; voici, dans l'hypothèse de Dance, ce qui se produirait : « Qu'une bulle gazeuse, arrivant de l'extérieur de la cavité pleurale, vienne s'y dégager à la surface de l'épanchement, elle produira par son éclatement le tintement métallique au premier temps. Le reflux de la colonne de liquide de l'appareil bronchique dans la plèvre n'aura exhaussé que bien faiblement le niveau de celui qu'elle contient déjà; mais pour que pareil phénomène se produise en sens inverse, il faudra de toute nécessité que le gaz contenu dans la plèvre sorte à son tour par l'orifice fistulaire, et fasse refluer dans l'appareil broncho-trachéal toute la portion du liquide qui s'élève au-dessus du niveau de la fistule. Il est aisé de comprendre qu'alors, en raison des différences de capacité, une dépression de quelques lignes dans la plèvre le refoulerait jusqu'à la bouche du sujet; et au cas même où l'on admettrait qu'au moment de l'expiration, le liquide ne s'élèverait qu'à quelques lignes dans les bronches, ce qui est impossible dans les conditions précitées, la rupture de la bulle gazeuse produite pendant l'expiration, se faisant à la surface de la colonne bronchique, n'en resterait pas moins tout à fait isolée de la cavité pleurale, et partant, ne donnerait pas lieu à la production du tintement métallique. » (*Th. c.*, p. 30.)

On comprendra du reste mieux encore l'impossibilité de cette théorie, quand nous aurons exposé le mécanisme de l'évolution du pneumothorax lui-même.

M. Beau n'a fait que développer la théorie de Dance, et de plus il explique, ce que n'a pas fait ce dernier, la production du tintement métallique quand la fistule est au-dessus du niveau du liquide, par le

---

(1) *Le liquide qui déborde dans les tuyaux bronchiques :* ceci peut se dire de ce qui se passe dans une expérience artificielle, mais dans le pneumo-thorax, le liquide *ne déborde point* dans les tuyaux bronchiques.

passage de l'air à travers les matières puriformes du foyer voisin de la fistule. Les objections précédemment développées s'appliquent dans toute leur force aux explications de M. le docteur Beau.

D'après M. Fournet, le tintement métallique prend naissance, si l'ouverture de communication est très-petite et au-dessous du niveau du liquide ; le bourdonnement amphorique survient, si l'ouverture est plus grande et au-dessus de ce niveau. Quand l'ouverture est de moyenne grandeur, le son tient le milieu entre le bourdonnement amphorique et le tintement métallique. Enfin, ces deux bruits peuvent exister simultanément, lorsque co-existent une grande ouverture au-dessus et une petite au-dessous du niveau du liquide.

Nous nous bornerons à l'objection suivante : Comment l'air peut-il passer à la fois du poumon dans la plèvre à travers deux ouvertures, l'une large et libre, l'autre étroite et obstruée par un liquide ? Voilà une faute contre les notions les plus élémentaires de la physique qui, avec tout ce que nous avons dit plus haut, doit nous dispenser de discuter plus longuement et plus sérieusement une théorie émise cependant par un médecin distingué.

On le voit donc, tous les commentaires plus ou moins ingénieux de la théorie de Laënnec sont insuffisants comme elle, mais ils sont de plus en contradiction avec la physique.

—La critique que nous venons de faire et qui est déjà trop longue, s'applique du reste à toutes les explications qui ont été émises depuis, et qui toutes ont le grave défaut de faire jouer le rôle principal au fait insignifiant de la communication fistuleuse (1).

Pour nous résumer, nous nous bornerons aux propositions suivantes :

1° L'hypothèse de *la libre communication* de la cavité pleurale et des bronches, base commune des théories généralement acceptées, est insuffisante ;

Car il existe des faits où le tintement métallique et le souffle amphorique ont été entendus, en l'absence de toute perforation ;

2° Cette hypothèse est en contradiction avec un certain nombre de faits très-importants, tels que :

La pression considérable subie par le gaz emprisonné dans la cavité pleurale, la tension du côté malade, et le refoulement des parties circonvoisines, etc. ;

3° Cette hypothèse est également en contradiction avec les expériences directes et avec les lois les plus simples de la physique ;

Car s'il y avait libre communication, l'air extérieur et le gaz contenus

---

(1) Voyez les travaux de M. Saussier, *Thèses de Paris*, 1841 ; du docteur Bigelow, *Archives générales de médecine*, 1840, t. VII, p. 115-117; de M. de Castelnau, *Archives générales de médecine*, t. XII, p. 221, 1841; de M. Guérard, *Dictionnaire de médecine*, t. XXV; de M. Routier, *Journal de médecine*, 1844, t. XI, p. 77.

dans la plèvre se mettraient en équilibre de tension, ce qui n'existe pas;

4° Cette hypothèse est inutile, puisque le tintement métallique et le souffle amphorique s'entendent dans des circonstances où elle ne sauraient en rendre compte;

En effet, de l'aveu même de Laënnec, en auscultant à l'aide du stéthoscope et en percutant en même temps, on entend une résonnance semblable à celle d'un tonneau vide, et mêlée, par moment, de tintement métallique (t. I, p. 139).—Qui ne sait qu'un bruit analogue au tintement métallique accompagne quelquefois les bruits du cœur? — Enfin, chez certains malades affectés de pneumo-thorax, on entend un tintement métallique manifeste lorsqu'ils avalent leur salive, ou que quelque gargouillement se produit dans le tube intestinal;

5° Cette hypothèse enfin ne rend aucun compte d'une série très-importante de phénomènes secondaires que nous avons énumérés plus haut, et que l'on peut cependant expliquer, comme nous le verrons bientôt.

II.

Aux hypothèses, dont nous avons fait la critique dans la première partie, que doit-on substituer? Nous ne craignons pas de le dire sans hésiter : c'est la théorie allemande trop injustement dédaignée jusqu'ici, ou plutôt cette théorie entrevue déjà par Laënnec, mais à laquelle le docteur Skoda a désormais attaché son nom par le développement et la valeur qu'il a su lui donner.

Le travail de Skoda, ou, du moins, plutôt le long passage de son traité d'auscultation dans lequel il traite du tintement métallique et du souffle amphorique, a été résumé par MM. Barth et Roger dans les lignes suivantes :

« Il suffit, d'après M. Skoda, pour que la production du tintement métallique ait lieu, d'une cavité remplie de gaz, à parois susceptibles de réfléchir les sons, à l'exclusion de toute perforation ou épanchement de liquide. C'est par la consonnance de la voix dans une bronche qui n'est séparée de la cavité pleurale distendue que par une lame peu épaisse du parenchyme pulmonaire, que le son, passant à l'air contenu dans cette cavité, y détermine des vibrations consonnantes. Les mêmes phénomènes s'y produisent par l'effet de la respiration. Le tintement métallique est moins souvent produit par la respiration et la voix que par les râles retentissants dans la cavité morbide. (*Manuel d'auscultation.*) »

Nous avons cru devoir donner la traduction du passage entier de Skoda, qui a trait à la question (1). On pourra facilement reconnaître par

---

(1) THÉORIE DE SKODA (*a*).
Du tintement métallique et du bourdonnement amphorique. On peut imiter ces

(*a*) Traduit et extrait de son *Traité d'auscultation et de percussion*

cette lecture, pourvu qu'elle soit attentive, la valeur de cette théorie. Mais il faut convenir que la manière dont elle est présentée est un peu

deux phénomènes en parlant dans une cruche. On remarque alors, indépendamment de la voix, un bourdonnement particulier ; c'est le bourdonnement amphorique de Laënnec. La voix elle-même sort de la cruche habituellement renforcée, cependant la voix ne retentit très-fort hors de la cruche qu'à un diapason déterminé. Le bourdonnement qui l'accompagne n'a pas toujours le diapason de la voix, et peut rester à la même hauteur, bien que la hauteur de la voix vienne à changer.

Quelquefois on entend, indépendamment du bourdonnement, une résonnance métallique semblable au *ton de flageolet* d'une corde de guitare. Cette résonnance représente complétement le tintement métallique de Laënnec, si la voix l'accompagne. On peut aussi entendre comme un écho métallique dans plusieurs chambres, et plus souvent encore sous des voûtes, quand on parle à un certain diapason et pas trop bas. En parlant dans une cruche, aussi bien que par le retentissement de l'écho métallique dans une chambre, on peut se convaincre que le bourdonnement amphorique et le tintement métallique sont des phénomènes qui se produisent dans des conditions semblables, et que le tintement métallique est dans le même rapport avec le bourdonnement amphorique qu'un ton élevé (ton de flageolet) d'une corde de guitare, avec un ton bas.

Il n'est pas possible, dans un tuyau peu spacieux, de produire le bourdonnement amphorique ou le tintement métallique.

Ces expériences sont presque suffisantes pour prouver que le bourdonnement amphorique et le tintement métallique peuvent prendre naissance dans la cavité de la poitrine, seulement s'il se trouve là un plus grand espace plein d'air dont les parois soient appropriés à la réflexion du son. C'est ce que confirme pleinement l'observation sur le malade. On n'a, en effet, trouvé le bourdonnement amphorique et le tintement métallique que dans les grandes excavations du parenchyme pulmonaire et dans le pneumo-thorax.

Laënnec s'imaginait qu'une cavité devait contenir de l'air et du liquide pour être propre à la production des phénomènes dont nous venons de parler, et personne, à ma connaissance, n'a contredit cette opinion. Je crois que le liquide est ici tout à fait superflu. Une cruche peut être complétement sèche ou contenir du liquide ; on y produit les deux phénomènes tout aussi facilement. Pour la production de l'écho métallique dans une chambre, il n'y a pas besoin de liquide. Si on parle dans un stéthoscope appliqué sur un estomac rempli d'air, le tintement métallique et le bourdonnement amphorique retentissent à l'intérieur de l'estomac, que l'estomac ne contienne aucune goutte de liquide ou qu'il soit en partie plein d'eau. Laënnec croyait aussi que la caverne ou la cavité pleurale remplie d'air devait nécessairement communiquer avec une bronche pour que le bourdonnement amphorique ou le tintement métallique pussent être produits par la voix. Dans le pneumo-thorax, la communication entre l'air de la plèvre et celui des bronches reste libre dans les cas les plus rares, et cependant on ne trouve pas souvent un pneumo-thorax sans que l'on perçoive parfois le tintement métallique ou le bourdonnement amphorique. Dans l'expérience de l'estomac, rapportée plus haut, l'air de l'estomac ne communique pas avec celui du stéthoscope, et cependant il y a tintement métallique. On comprend par ces expériences comment les vibrations de la voix dans le larynx se communiquent à l'air contenu dans la plèvre. Si, par exemple, la voix résonne dans une bronche qui est séparée de l'air de la cavité pleurale par une

confuse. M. le docteur Marais, dont nous ne pouvons citer en entier l'excellent travail, mais auquel nous renvoyons nos lecteurs, a développé

---

cloison peu épaisse de la substance pulmonaire, le son passe de la bronche dans l'air de la cavité pleurale avec une force suffisante pour pouvoir encore y exciter des vibrations consonnantes.

Les excavations dans la substance pulmonaire communiquent toujours avec les bronches, pour peu qu'elle soient grandes. Quelle peut être la moindre grandeur des excavations ou de la cavité pleurale pour que le bourdonnement amphorique ou le tintement métallique s'y produise, c'est ce que je ne saurais dire encore. Je n'ai pas trouvé ces phénomènes dans une caverne plus petite que le poing moyen d'un homme. Pour que dans le pneumo-thorax, où l'air que l'on trouve dans la plèvre ne communique que rarement avec l'air des bronches, on puisse entendre pendant la respiration le bourdonnement amphorique et le tintement métallique, il faut que le bruit respiratoire du larynx ou de la trachée consonne dans une bronche qui ne soit séparée de la cavité pleurale que par une cloison peu épaisse de la substance pulmonaire.

Les cavernes pulmonaires donnent lieu au bourdonnement amphorique et au tintement métallique pendant l'inspiration et l'expiration. Pendant la respiration, le passage du bourdonnement amphorique au tintement métallique se laisse le plus facilement remarquer. Quelquefois le bruit respiratoire s'accompagne d'un bourdonnement profond, comme celui qu'on entend en soufflant dans une cruche. Dans un autre cas, chez le même malade, à des temps différents, on entend ou seul ou conjointement avec le bourdonnement ci-dessus mentionné, un son semblable au souffle sourd que l'on produit par l'inspiration et l'expiration de l'air en élargissant la cavité buccale ou en rétrécissant son ouverture. A ce souffle sourd peut se substituer un sifflement plus élevé, et enfin le tintement métallique proprement dit ou son pareil au son de flageolet d'une corde de guitare, qui continue pendant toute la durée de l'inspiration et de l'expiration.

Le tintement métallique est produit dans le pneumo-thorax et dans les grandes excavations, plus souvent par un râle que par le bruit respiratoire ; et pour qu'un cliquelis métallique retentisse, la communication du pneumo-thorax avec les bronches et la présence simultanée d'air et de liquide dans une excavation ou dans la cavité pleurale n'est nullement indispensable.

Le docteur Dance, comme on le voit dans le *Traité de percussion et d'auscultation* de Raciborski, émet l'opinion suivante sur la production du tintement métallique : Si le niveau du liquide contenu dans le sac pulmonaire est placé plus haut que l'orifice de la caverne du poumon, l'air, à chaque inspiration, se précipite du poumon dans la cavité de la plèvre ; il monte suivant sa légèreté spécifique à travers le liquide en bulles, et vient à la surface où la bulle éclate et cause le tintement métallique.

Dans cette explication, on ne tient aucun compte de ce qui arrive à l'air qui se trouve au-dessus du niveau du liquide. On pourrait supposer que les choses se passent comme dans un poumon normal, ou bien qu'il ne s'introduit pas d'air, ou enfin qu'il ne s'en introduit que très-lentement.

Dans chacun de ces cas, il est difficile de comprendre comment, après quelques inspirations ou même une seule, le tintement métallique pourrait apparaître de nouveau. L'excavation ou la cavité de la plèvre reçoit, dans une seule inspiration (1),

(1) Nous verrons que Skoda va peut-être un peu loin en disant qu'il suffit d'une seule inspiration pour que la cavité pleurale se remplisse d'air.

cette théorie avec plus de clarté, bien qu'il n'en eût qu'une connaissance très-incomplète.

---

autant d'air qu'elle peut en contenir. Si le niveau du liquide contenu dans le sac pulmonaire est plus haut que la caverne du poumon, l'air, qui est monté au-dessus du liquide, ne peut ressortir dans l'expiration. La cavité pulmonaire reste, pendant l'expiration, complétement distendue, et ne peut admettre, à cause de cette distension, une plus grande quantité d'air lors d'une nouvelle inspiration ; ou bien elle est comprimée, et alors une partie du liquide qui s'y trouve contenu est poussé par l'orifice béant, et reflue par le même orifice dans une nouvelle inspiration. On voit que, d'après l'explication du docteur Dance, le tintement métallique ne pourrait apparaître que rarement, que dans de grandes excavations, et surtout seulement dans l'inspiration et dans les accès de toux. Quant à savoir comment il pourrait se produire dans l'expiration, c'est chose incompréhensible.

Le docteur Beau, qui partage l'opinion du docteur Dance, croit avoir trouvé là-dessus une explication. Dans la plupart des cas, dit-il, les cavernes sont entourées de parenchymes endurcis, et, pendant l'expiration, elles ne reviennent pas à leur première position. A cause de cette circonstance dans l'expiration, pendant la toux, la parole ou l'expectoration, l'air poussé du reste des poumons se précipite dans la bronche béante, et se comporte là comme l'air inspiré.

Si l'air pénètre dans la caverne ainsi disposée pendant l'inspiration, Beau ne le dit pas ; mais il faut le supposer, puisque le tintement métallique s'entend aussi pendant l'inspiration. De sorte que, d'après Beau, les cavernes pulmonaires, entourées par un parenchyme endurci, reçoivent l'air aussi bien pendant l'inspiration que pendant l'expiration. Mais l'air entre donc toujours sans jamais sortir ?....

Voici comment le tintement métallique peut, suivant mon opinion, prendre naissance dans les grandes excavations : il peut être entendu comme retentissement de la voix, de la respiration, d'un souffle, d'un râle, dans une bronche éloignée communicante ; ou bien, il est la résonnance d'un bruit qui a sa source à l'orifice de la cavité, ou, si plusieurs cavités communiquent les unes avec les autres, à l'orifice de communication intérieure de ces cavités, l'air pouvant entrer dans ces cavités au moment de l'inspiration et en sortir pendant l'expiration sans être intercepté par un liquide ; ou bien, enfin, le tintement métallique peut être produit dans les grandes excavations par une forte agitation du liquide qui s'y trouve contenu, par la toux, etc.

Dans le pneumo-thorax, le tintement métallique prend naissance de la même manière ; mais là, l'air contenu dans la plèvre ne communique que très-rarement avec les bronches. Ainsi, c'est un bruissement fort ou seulement consonnant dans une grosse bronche voisine, et la conquassation du liquide dans le thorax par une toux violente, etc., qui sont la cause habituelle du tintement métallique dans le pneumo-thorax.

Si, par hasard, une goutte de liquide ou un corps plus dense tombe au fond de la cavité pleurale remplie d'air, il en résulte sans doute un tintement métallique, mais cette circonstance doit être rangée parmi les causes les plus rares de ce phénomène.

Si le tintement métallique est le retentissement d'un bruit de souffle, il ressemble alors au plus beau son d'une corde de guitare mise en vibration par un archet. (Skoda, *Abhanlung uber perkussion and auskultation*, 2ᵉ édit., p. 130.)

Fournet, aussi bien que Barth et Roger, ne diffèrent pas d'opinion avec Laënnec et Dance, au sujet du tintement métallique et du bourdonnement amphorique. La

Cependant, après la lecture de ces deux auteurs, il reste encore dans l'esprit quelque chose de vague et d'obscur. Il nous a paru que cela tenait à ce que personne, jusqu'à présent, n'avait décrit le mode de production de l'épanchement gazeux. Nous allons tâcher de remplir cette lacune.

On s'est beaucoup occupé, en effet, jusqu'à présent, d'expliquer le tintement métallique, le souffle amphorique, phénomènes secondaires du pneumo-thorax ; mais on n'a pas, à notre avis, suffisamment étudié le mode de production de pneumo-thorax lui-même. Il semble que l'esprit des observateurs ait été satisfait du moment où l'on a dit : une ouverture s'étant faite du poumon dans la plèvre, l'air s'épanche dans cette dernière cavité, et le pneumo-thorax est produit.

---

communication de l'air de la plèvre avec les bronches est indiquée par eux comme nécessaire. D'après Fournet, le tintement métallique prend naissance si l'ouverture de communication est très-petite et au-dessous du niveau du liquide ; le bourdonnement amphorique survient si l'ouverture est plus grande et au-dessus de ce niveau. A une ouverture moyenne correspond un son qui tient le milieu entre les deux. Fournet croit avoir démontré tout cela par des expériences directes. Enfin, il ajoute que le tintement métallique et le bourdonnement amphorique peuvent exister simultanément lorsque coexistent une grande ouverture au-dessus et une petite au-dessous du niveau du liquide.

Je passe sous silence les fautes contre la physique qui se laissent voir dans cette assertion, et je répète ici que le tintement métallique et le bourdonnement amphorique se produisent aussi sans communication de la cavité pleurale avec une bronche, simplement comme résonnance d'un râle, d'un souffle, d'un murmure voisin, ou du bruit respiratoire dans la trachée, de la voix.

Le nombre de cas de pneumo-thorax dans lesquels l'air pénètre par un orifice du poumon dans la cavité pleurale pendant l'inspiration, et en est chassé pendant l'expiration est très-rare, puisque l'orifice primitif, malgré sa grandeur, est bouché par la compression du poumon. Une fistule pour l'entrée et la sortie de l'air peut plus tard se former par l'ulcération du poumon comprimé. (*Ibid. passim.*)

Par l'auscultation, on constate, dans le pneumo-thorax, soit le bourdonnement amphorique, soit le tintement métallique pendant que le malade parle ou respire ; on entend le bruit respiratoire, un râle, un murmure, un souffle accompagné du tintement métallique ; ou bien on n'entend ni bourdonnement amphorique ni tintement métallique, mais un bruit respiratoire indéterminé, obscur, un râle, un murmure, un souffle obscur, un bourdonnement obscur de la voix ; ou bien, enfin, on n'entend rien. Cette différence dans les phénomènes d'auscultation ne tient pas à ce que l'air de la plèvre communique avec les bronches, et que, dans un autre cas, il en est complétement séparé. Je n'ai pas encore rencontré de cas de pneumo-thorax récent dans lequel la communication de l'air de la plèvre avec les bronches ait persisté. J'ai trouvé l'orifice chaque fois bouché, en partie par la compression du poumon, en partie par exsudation. Seulement, dans un pneumo-thorax qui a duré longtemps, un orifice peut, dans des cas très-rares, se produire par ulcération dans le poumon comprimé, orifice par lequel l'air de la cavité pulmonaire communique avec le dehors. La différence dans les phénomènes d'auscultation tient, comme il a été dit ailleurs, à ce que la cavité pleurale contenant de l'air est séparée d'une bronche dans laquelle la voix, le bruit respiratoire consonnent, par une portion du parenchyme pulmonaire tantôt mince tantôt épaisse. (*Ibid., passim.*)

Il importe cependant de savoir comment se forme cet épanchement gazeux, et dans quels rapports se trouvent le poumon, la paroi thoracique et le gaz contenu dans leur intervalle. Il ne s'agit pas, en effet, d'une cavité déjà existante, et dans laquelle vient à se répandre un fluide aériforme, remplaçant soit de l'air, soit un autre fluide, mais bien d'une excavation venant subitement à se former là où il n'en existait aucune auparavant, et cela sous l'influence de la pression atmosphérique.

Au moment où une perforation se fait sur un des points de la plèvre pulmonaire, la pression atmosphérique qui maintenait les deux feuillets pleuraux appliqués l'un contre l'autre, vient à cesser en ce point. Il en résulte un retrait du poumon sur lui-même, et, dans les limites d'abord circonscrites de ce retrait, une certaine quantité d'air s'épanche pour remplir le vide. Dans les mouvements successifs d'inspiration, de nouvelles quantités d'air s'accumulent dans l'espace abandonné par le poumon, en même temps que cet organe revient sur lui-même ; de telle sorte qu'il faut ordinairement un temps très-court pour qu'il se soit produit un écartement considérable des plèvres.

Ce temps varie suivant la grandeur de l'orifice : c'est ici que l'on peut tirer quelque lumière des expériences faites sur les plaies pénétrantes de poitrine : peu importe, en effet, que l'air s'introduise à travers la paroi thoracique ou à travers la paroi viscérale de la plèvre ; l'introduction se fait suivant les mêmes lois. Or, les expériences de Van Swieten (1) en particulier démontrent que si l'orifice fistuleux est plus petit que l'ouverture de la glotte, le poumon ne s'affaisse pas subitement, et la respiration n'est pas entièrement interrompue. Le contraire arrive quand l'orifice fistuleux est plus large que la glotte ; dans ce cas, le poumon s'affaisse tout d'un coup, et la cavité de la plèvre se remplit de toute la quantité d'air qu'elle peut contenir sans être encore distendue. Quant au retrait du poumon, il présente nécessairement des différences, suivant qu'il existe ou qu'il n'existe pas d'adhérences capables de le fixer aux parois thoraciques.

---

(1) Entre autres expériences, nous avons cru devoir rapporter la suivante :

« Nous avons fait une assez large plaie à un chien, sur chaque côté du thorax, vers la partie moyenne entre deux côtes ; nous avons introduit dans les plaies deux tubes de fer, dont le diamètre était beaucoup plus grand que l'ouverture de la glotte de l'animal. Par ce moyen, les ouvertures étaient béantes, la respiration cessait instantanément, la voix s'éteignait, et l'animal paraissait mort. Si nous bouchions ensuite les tubes avec les doigts, et si nous frictionnions fortement le ventre, la respiration commençait à se faire très-rapidement. Nous retirions les doigts de dessus l'orifice des tubes ; une partie de l'air contenu dans la cavité thoracique étant éliminée, nous refermions de nouveau les tubes ; la respiration devenait plus grande et la voix perdue était recouvrée. Si l'on venait à rouvrir les tubes, la respiration cessait ; l'animal ne poussait aucun cri et il mourait. Nous avons répété cette expérience plusieurs fois, toujours avec le même résultat ; et nous avons vu que, si l'on ne fixait pas fortement les tubes dans la plaie, l'animal pouvait, par de grands efforts, et en agitant le thorax, faire sortir les tubes de la plaie et resserrer les côtes de façon à pouvoir continuer de respirer. » (*Van Swieten*, § 170—4.)

Une fois l'écartement des deux feuillets de la plèvre et le refoulement du poumon sur lui-même produits, les choses n'en restent pas là : à chaque nouveau mouvement d'inspiration, la paroi thoracique, faisant office de soufflet, appelle une certaine quantité d'air pendant que le poumon reste immobile, complétement ou incomplétement réduit qu'il est au rôle d'un tube ou d'un orifice fistuleux, à travers lequel l'air passe de l'extérieur à l'intérieur. Mais l'air, une fois introduit dans la cavité pleurale, n'en sort pas en partie, comme on pourrait le croire, dans chaque mouvement d'expiration. Il n'y a pas de *va et vient*. L'orifice fistuleux n'est béant que dans l'inspiration ; il se ferme en s'affaissant sur lui-même dans l'expiration. Du reste, quand bien même l'orifice ne serait pas complétement affaissé dans l'expiration, il laisserait toujours passer moins d'air que pendant l'inspiration; et de cette inégalité dans la quantité du gaz qui entre et de celui qui sort, les conséquences dont nous allons parler n'en résulteraient pas moins.

Il arrive enfin un moment où, sous l'influence de ce mécanisme de pompe aspirante, le gaz contenu dans la plèvre atteint un degré de pression tel qu'il fait équilibre, même dans le mouvement dilatateur de l'inspiration, à l'air extérieur qui est appelé vers la cavité pleurale. Dès lors, il n'entre plus de nouvelle quantité de gaz, et la fistule est comme si elle n'existait pas.

Si l'on constate alors l'état des parties, on trouve que la voussure de la paroi thoracique est augmentée ; que ce côté de la poitrine est plus grand que le côté opposé ; que les parois molles de la cavité pleurale, je veux parler des cloisons diaphragmatique et médiastine, sont refoulées ; que les organes voisins sont déplacés. La cage osseuse, du côté affecté, ne jouit plus que de mouvements moins étendus, quoique plus violents par rapport à ceux du côté opposé. Enfin, cette cage osseuse, distendue par un fluide gazeux comprimé, est dans les conditions d'une cage sonore et vibratile.

Maintenant, il va nous être facile de nous rendre compte de tous les phénomènes qui vont survenir, phénomènes inexplicables dans leur ensemble, comme nous l'avons vu, par les hypothèses généralement admises.

Et d'abord les conditions mêmes dans lesquelles se trouvent les parties ont leur raison d'être. C'est une chose toute simple que cette distension du côté affecté par un fluide gazeux comprimé, puisqu'il n'y a pas habituellement, comme on le croit, de communication libre à travers l'orifice fistuleux. Le refoulement des parties molles se comprend parfaitement, tandis qu'il est inexplicable, si l'on suppose que l'air entre librement dans la cavité pleurale et en sort de même.

Une fois l'existence de cette cage sonore admise, de cette cage sonore dont les parois distendues sont dans d'excellentes conditions pour entrer en vibration, que quelque bruit survienne au voisinage, ce bruit retentira, se renforcera dans cette cage sonore et prendra un timbre métallique.

Ce timbre métallique sera plus ou moins aigu ou plus ou moins grave, suivant le degré de tension plus ou moins considérable des parois thoraciques. De là les variétés désignées par les épithètes d'amphorique et d'argentin.

Ces variétés de consonnance aiguë ou grave se produiront aussi suivant que les bruits, dont elles sont comme l'écho, seront aigus ou graves eux-mêmes, ou autrement, suivant que les vibrations, dans le point où elle se produisent originairement et d'où elles se propagent, seront plus ou moins rapides.

Il sera facile aussi de se rendre compte de ce phénomène, à savoir, que ces bruits se font entendre aussi bien dans l'expiration que dans l'inspiration, puisqu'ils ne sont que l'écho de la respiration elle-même.

On comprendra que la résonnance amphorique et métallique puisse accompagner la voix, la toux, aussi bien que l'inspiration, les râles, les craquements, et généralement tous les bruits qui font vibrer l'arbre trachéo-bronchique, ou même d'autres organes comme l'œsophage, etc.

On comprendra même qu'il suffise de percuter le thorax pour produire, comme le dit Laënnec lui-même, une résonnance amphorique.

Il est également aisé de s'expliquer pourquoi il est indifférent qu'il y ait ou qu'il n'y ait pas de perforation, qu'il existe ou qu'il n'existe pas de liquide dans la cavité pleurale, que la fistule soit au-dessus ou au-dessous du niveau du liquide.

On comprend parfaitement enfin le mécanisme du souffle amphorique et du tintement métallique et les variétés qu'ils présentent. C'est ici le lieu de rapporter textuellement les passages suivants de la thèse de M. Marais, qui seront maintenant plus facilement entendus.

« Pour rendre raison du souffle amphorique, il suffit que sur les parois d'une cavité éminemment vibratile par les conditions nouvelles qui lui sont appliquées, soit adapté un tuyau susceptible d'entrer lui-même en vibration par le passage plus ou moins rapide d'un concours d'air. Point n'est besoin, pour que ce courant s'établisse, du passage de l'air dans la cavité de la plèvre distendue. L'appel se fait par une autre voie; c'est le poumon sain (1) qui le produit, au moment d'une inspiration. C'est lui aussi qui, revenant sur lui-même pendant l'expiration, expulse le gaz par la même voie qu'il a déjà parcourue, et répète le souffle amphorique au second temps de la respiration. (*Th. c.*, p. 39.)

« ...... Dans tous les cas pneumo-thorax quels qu'ils soient, le souffle amphorique sera soumis dans ses rapports d'intensité à la quantité de gaz épanché et contenu dans la cavité de la plèvre, au degré de

---

(1) M. Marais est peut-être ici un peu exclusif. En effet, l'appel peut se faire aussi par le poumon affecté, lequel, d'ailleurs, est souvent adhérent par quelques points aux parois thoraciques, et est, par conséquent, encore susceptible d'un certain degré de dilatation. Le bruit peut alors se passer dans les grosses bronches. Le souffle est alors, sauf le timbre, produit à peu près de la même façon que le souffle tubaire dans la pneumonie ou dans la pleurésie. La respiration vésiculaire n'est plus possible, mais l'air vibre encore dans les bronches.

distension des parois thoraciques, au degré de refoulement et de condensation du parenchyme pulmonaire et aussi à la puissance respiratoire du sujet. C'est pour cette raison qu'on le voit manquer, alors que l'épanchement gazeux est très-peu considérable, et, par cette même raison encore qu'il s'éteint dans certains cas à l'approche de la mort, lorsque la puissance inspiratrice devient insuffisante. (*Ibid.*, p. 42.)

M. Marais explique aussi la plus grande intensité du souffle amphorique à la fin de l'expiration, par la compression plus forte en ce moment du gaz contenu dans la plèvre, circonstance qui rendrait le fluide plus dense et, par conséquent, meilleur conducteur du son.

Voici une expérience ingénieuse du même auteur qui démontre l'inutilité d'un orifice fistulaire et d'une perforation pour la production du souffle amphorique : « Ayant pris, dit-il, un chien de moyenne force, nous lui avons ouvert avec précaution le thorax, sans intéresser autre chose que la plèvre pariétale, dont la rupture avait été produite avec l'ongle. Après avoir tenu la plaie béante pendant une demi-heure environ, nous avons ausculté l'animal, et nous n'avons trouvé aucun bruit anormal. Réexaminé le lendemain, il n'offrit rien de particulier : la respiration n'avait subi aucune altération ; les lèvres de la plaie étaient agglutinées. Ouvrant l'autre côté de la poitrine, nous avons poussé cette fois avec une seringue plusieurs injections successives d'air dans la cavité pleurale, de manière à la distendre fortement. L'ouverture a été immédiatement réunie par la suture entortillée. L'animal est resté quelque temps dans un état d'agitation extrême. La respiration était précipitée. Il nous a été impossible de l'ausculter immédiatement. Le lendemain, il était plus calme, bien que dans un état dyspnéique encore très-marqué. Le murmure vésiculaire persistait, quoiqu'à un très-faible degré, vers la partie antérieure de la poitrine ; à la partie postérieure, au contraire, il était totalement aboli et remplacé par un souffle amphorique facile à constater. Le souffle amphorique s'amoindrit progressivement, et, huit jours après l'opération, la respiration avait repris son type normal. L'examen cadavérique prouva qu'il n'avait été produit aucune lésion de la plèvre viscérale. »

« *Tintement métallique.* — Comme le souffle amphorique, le tintement métallique se produit tout entier dans l'appareil respiratoire, pour après être transmis à l'oreille par la cage thoracique distendue, et sur laquelle est monté le tube harmonique broncho-trachéal. C'est un râle, ou mieux peut-être, un craquement qui donne à l'oreille une sensation de rupture ou de choc métallique brusque et léger. Le souffle amphorique et le tintement métallique réunis ne sauraient mieux se comparer qu'aux bruits qu'on obtient au moyen d'un diapason monté sur sa lame. Si, d'un coup d'archet, on met l'instrument en vibration, il donne alors un bourdonnement qui, bien que plus fort que le souffle amphorique, lui est parfaitement comparable ; que si, pendant qu'il engendre ces sons graves, on vient à le percuter d'un coup sec et léger avec une tige métallique, on introduit un nouveau son sec, bref et argentin, qui donne parfaitement bien l'idée du tintement métallique, et dont le moment est peu durable. La condition la plus favorable à l'existence du tintement métallique, c'est encore l'accumulation d'une grande quantité de gaz dans la cavité pleurale. Il peut manquer néanmoins en l'absence des râles qui le produisent ; le plus souvent unique, il se multiplie pourtant aussi quelquefois. Bien que se rencontrant presque constamment avec une fistule pleuro-bronchique, il n'a avec elle aucun rapport immédiat de cause à effet. Il se rencontre indépendamment de toute perforation pleurale. (*Th.* p. 43.)

« *Toux et voix argentines.* — Si ce tintement métallique est inexplicable par la rentrée et la sortie alternatives de l'air par l'orifice fistulaire, la difficulté de l'interprétation devient bien autrement sérieuse lorsqu'il s'agit de la toux ou de la voix argentines, phénomènes qui, tous deux, se rattachent au temps de l'expiration, et ne sauraient admettre, comme moyen de transmission des bruits qui les accompagnent, le courant d'air porté de l'extérieur vers la cavité pleurale. On est forcément amené à conclure, pour se rendre raison de pareils faits, que les sons prenant leur origine au larynx sont repris par l'arbre trachéo-bronchique, auquel la vibration se communique, pour être ensuite rendue par lui, à travers le tissu pulmonaire condensé, à la cavité pleurale distendue par le fluide aériforme. C'est, en un mot, par la voie des solides, par la paroi des tubes aériformes et par le parenchyme pulmonaire plus ou moins induré et revenu sur lui-même, que les bruits se transmettent dans le côté malade, où il grandissent en raison de la distension thoracique. (*Th.*, p. 50.) »

Ce qu'on vient de lire, avec ce que nous avons dit précédemment, doit donner une idée suffisante de cette théorie, qui triomphe facilement, comme nous l'avons déjà vu, de toutes les objections sous lesquelles succombent les hypothèses admises jusqu'ici, et qui résiste au contact redoutable des faits et des expériences.

III.

S'il est vrai, comme nous espérons bien que c'est maintenant chose démontrée, s'il est vrai que le tintement métallique n'est pas dû à l'existence d'une perforation de la plèvre pulmonaire, qu'il ne se lie pas nécessairement à la présence d'un orifice fistuleux, et qu'il peut se produire en l'absence de toute communication de la cavité pleurale avec les bronches, la conséquence naturelle à en tirer, c'est que le tintement *métallique n'est pas le signe pathognomonique d'une perforation pulmonaire.*

Il est également prouvé, d'après tout ce que nous avons vu, que ce phénomène *n'est pas le signe pathognomonique d'un épanchement liquide et gazeux,* puisqu'il peut exister en l'absence de tout épanchement liquide.

Il ne faut donc plus tenir compte de l'opinion contraire qui domine aujourd'hui, et à laquelle tous les auteurs se sont un peu servilement ralliés depuis Laënnec. Il est donc nécessaire de considérer comme erronées les assertions suivantes, qu'on était accoutumé à regarder comme des vérités incontestables.

« Le tintement métallique peut être regardé comme le signe pathognomonique de cette triple lésion (épanchement d'air, d'eau et communication fistuleuse). (Laënnec.)

« Quelquefois, les cavités tuberculeuses ouvertes dans la plèvre ne communiquent pas avec les bronches, et alors il n'y a pas de tintement métallique. Il en est encore de même quand la communication existe, si l'épanchement de gaz n'est pas encore accompagné de celui d'un liquide, ou quand celui-ci est trop peu considérable, de manière que, dans aucun cas, l'auscultation ne peut faire reconnaître la perforation qu'à une époque plus ou moins éloignée de sa naissance...............
............: Par rapport au tintement métallique, nous remarquerons que la quantité de liquide nécessaire à sa production ne paraît pas devoir être considérable (1) ; puisque nous l'avons entendu sans pouvoir produire un son mat dans le côté de la poitrine où il avait lieu. (Louis, *Recherches anatomico-pathologiques sur la phthisie.*) »

Il est aussi contraire à la vérité que le souffle amphorique soit, comme on le croit généralement, le signe d'une large communication et de la situation de l'orifice fistuleux au-dessus du niveau du liquide.

Qu'il nous soit permis de ne pas insister sur les prétendus signes tirés des variétés du son amphorique et du tintement métallique, et au moyen desquels certains auteurs ont pensé reconnaître la grandeur e le siége de la perforation.

Nous serons très-réservés sous le rapport thérapeutique, et cette réserve tient non pas tant à la gravité de l'épanchement gazeux lui-même, qu'à la gravité de la maladie dans laquelle le pneumo-thorax se manifeste ordinairement comme complication.

Malgré l'idée en partie fausse que se faisait Laënnec sur quelques points de l'évolution du pneumo-thorax et de la cause du phénomène physique qui l'accompagne, ce grand médecin conseillait la paracentèse.

« Il est extrêmement probable, dit-il, ainsi que l'ont pensé Hewson et M. Rullier, que le pneumo-thorax simple serait le cas où l'on pourrait se promettre le plus de succès de l'opération de l'empyème ou de la ponction du thorax. Cette opinion se trouve appuyée par une assertion de Riolan, qui dit avoir vu faire plusieurs fois la paracentèse pour des maladies que l'on regardait comme des hydropisies de poitrine, et dans lesquelles il ne sortit au lieu d'eau que de l'air qui s'échappait avec une sorte d'explosion. » (T. II, p. 46.)

Le conseil de Laënnec n'a guère été suivi. Aucun traitement n'est appliqué au pneumo-thorax ; et cependant si la paracentèse paraissait indiquée à Laënnec, elle doit le paraître encore bien davantage, une

---

(1) Cela est, en effet, si peu nécessaire que l'épanchement peut manquer entièrement.

fois admise la théorie de la non-persistance de la libre communication entre la cavité pleurale et les bronches.

En effet, une fois reconnu vrai le mécanisme de pompe aspirante suivant lequel la plèvre se remplit d'air ; quand on sait que l'air peut entrer dans la cavité pleurale, mais ne peut en sortir, au moins dans la plupart des cas ; que par conséquent la distension du côté malade doit aller toujours croissant (1), et le refoulement des parties voisines augmenter de plus en plus, n'en résulte-t-il pas, pour remédier à la dyspnée qui s'accroît et qui devient menaçante, au malaise, au trouble des fonctions qui en sont la suite, de donner issue au gaz comprimé et de pratiquer la paracentèse au moins comme moyen palliatif ?

On comprend que cette opération pourrait avoir plus de chances de succès, si l'orifice fistuleux était oblitéré et qu'on eût un moyen de s'en assurer, ou bien encore s'il n'y avait danger à laisser ouverte la perforation de la poitrine, de manière à permettre à la paroi thoracique de s'affaisser petit à petit, pour diminuer l'espace qui la sépare du poumon. Mais comme il n'en est pas ainsi, ne faudrait-il pas, si l'on se décidait à pratiquer l'opération, avoir grand soin de favoriser l'évacuation du gaz autant que possible par la compression du côté, et, une fois la ponction faite et la plaie fermée, tâcher de le maintenir dans l'immobilité, pour que les mouvements d'inspiration ne pussent déterminer un nouvel épanchement d'air ?

Du reste, nous le répétons, ce n'est qu'avec la plus grande réserve que nous émettons ces idées, sur lesquelles, d'ailleurs, nous reviendrons peut-être bientôt dans un autre travail (2).

---

(1) Jusqu'à une certaine limite cependant, limite que nous avons déterminée plus haut.

(2) Nous y joindrons un certain nombre d'observations dont nous aurions voulu faire suivre ce premier Mémoire, mais que la longueur et l'étendue des notes et des citations ne nous ont pas permis d'y rattacher.

Paris, Paul DUPONT.